Consejos saludables para un mejor vivir

Consejos saludables para un mejor vivir

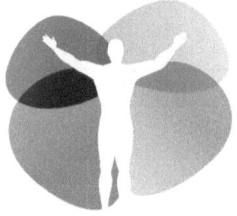

Luis Fernando Cifuentes Monje, M.D

2015

Dedicación

A las mujeres de mi vida: Cecilia (mi madre), Ana Maria (mi esposa), Juana (mi hija), Laura (mi hija), Marta (mi hermana) y Luis Alberto, mi padre que fue una madre.

Contenidos

Prefacio   2

Cardiología   3

Ejercicio   9

Infectología   11

Neurología   13

Nutrición   19

Oncología   25

Pediatría   28

Salud femenina   31

Tecnología en salud   35

Trabajo   37

Prefacio

Este libro lo he construido como un apoyo a mejorar la salud de los individuos, a través de consejos saludables extraídos en el 2015 sobre la mejor evidencia publicada en revistas médicas.

Cardiología

En un estudio publicado en Abril 2 del 2015 por la revista médica más importante *New England Journal of Medicine*, se concluye que a pesar de las mejorías en prevención y tratamiento de las enfermedades cardiovasculares, las muertes asociadas siguen creciendo en todo el MUNDO.:
http://www.nejm.org/doi/full/10.1056/NEJMoa1406656
Conclusión: Se requiere más trabajo multidisciplinario para realmente disminuir esta epidemia.

Estar agradecidos por las cosas buenas de la vida podría beneficiar a los pacientes con insuficiencia cardiaca. Es decir: Un corazón agradecido es un corazón sano. El trabajo fue publicado en la revista médica *Spirituality in Clinical Practice:*
http://www.apa.org/news/press/releases/2015/04/grateful-heart.aspx

El Instituto de Epidemiología y Biometría Médica de la Universidad de Ulm, en Alemania, ha publicado en el *Journal of the American College of Cardiology.* "la actividad sexual requiere aproximadamente la misma cantidad de esfuerzo que subir dos pisos de escaleras o dar un paseo a paso rápido". Esto lo concluyen después de comparar pacientes que sufrieron un infarto agudo de miocardio (IAM) (n=536), entre los 30-70 años. Los pacientes completaron formularios sobre su actividad sexual. En los meses que precedieron a su IAM, el 15% no mantuvo relaciones sexuales durante ese periodo, casi el 5% tuvo relaciones sexuales menos de una vez al mes, aproximadamente el 25% mantuvo relaciones menos de una vez a la semana y el 55% lo hicieron al menos una vez a la semana. Al final cruzo esfuerzo y consecuencias y determino su grupo que la actividad sexual no fue un factor de riesgo de sufrir futuros problemas coronarios:
http://content.onlinejacc.org/article.aspx?articleid=24427
17

Efectos beneficiosos de la cocoa que está en el chocolate: mejorar presión arterial, función endotelial y agregación plaquetaria. Sin embargo el azúcar presente en el chocolate tiene su efecto negativo. Lograr determinar ¿Cuál efecto prima sobre el otro, no es fácil? Investigación en la revista médica *Vascular Pharmacology*:

http://www.sciencedirect.com/science/article/pii/S153718 9115001135 Por lo tanto, mejor conseguir y consumir chocolate sin AZUCAR, para lograr mejor impacto con la cocoa.

La mejor forma de evitar entrar en falla cardíaca, es moverse. El estudio publicado en *Circulation*, concluye que con 45 minutos de actividad diaria se reduce el riesgo de desarrollar falla cardiaca en un 20%:

http://circ.ahajournals.org/content/early/2015/09/18/CIRC ULATIONAHA.115.015853.abstract?sid=c17a9f16-7659-448f-9d3d-455a72592381

Más sobre la vitamina D, ahora su deficiencia relacionada a riesgo cardiovascular: Is vitamin deficiency a new risk factor for cardiovascular disease?:

http://www.ncbi.nlm.nih.gov/pmc/articles/PMC4391213/

Pilas con cometer este error!, ya que también tiene implicaciones fisiológicas y en mortalidad. Fue publicado en la revista médica más importante en cardiología, *Circulation*: Association Between Divorce and Risks for Acute Myocardial Infarction. El riesgo reportado fue de 1.24 (es decir si alguien se llega a divorciar, tiene 1.24 de riesgo de morir de un Infarto Agudo de Miocardio. Es curioso pero el riesgo fue más alto en mujeres que hombres. Articulo completo lo pueden leer aquí:

http://m.circoutcomes.ahajournals.org/content/early/2015/ 04/13/CIRCOUTCOMES.114.001291.abstract

Este es el titular del artículo publicado en la revista médica *Circulation: Heart Failure*: Acute Dietary Nitrate Intake Improves Muscle Contractile Function in Patients With Heart Failure: A Double-Blind, Placebo-Controlled, Randomized Trial.

Es decir los alimentos con contenidos de nitratos, este se degrada en Oxido Nítrico, el cual es un GRAN vasodilatador del árbol coronario y a la vez mejorar el metabolismo. Llevando a mejorar la contractibilidad cardiaca (efecto inotrópico positivo) y la funcionalidad de la bomba cardiaca. Esta recomendación para enfermos coronarios, debe ser una necesidad y aun para deportistas de alto rendimiento. Donde están los nitratos en alta concentración. Fácil en la remolacha y espinaca. Por lo tanto que tal un jugo todas las mañanas de remolacha más espinaca:

http://circheartfailure.ahajournals.org/content/8/5/914.abstract

Han encontrado una asociación entre el ruido del tráfico y el incremento en morbilidad y mortalidad cardiovascular. Realizando una prueba estadística de regresión llamada Poisson, ajustaron el modelo por edad, genero, actividad socio-económica, raza, fumar y polución del aire, para evitar que fueran variables que afectaran la conclusión y encontraron que el ruido del tráfico durante el día tenía un riesgo relativo de 1.05 en adultos para desarrollar un Accidente Cerebro Vascular. Y para muerte un riesgo relativo de 1.07 cuando ruido supera los 60dB. Por lo tanto los autores concluyeron sobre una cohorte analizada en una de las ciudades de mayor tráfico europeo (Londres) que la exposición prolongada a ruido del tráfico estuvo asociada a muerte cardiovascular. El trabajo fue publicado en el *European Heart Journal*: Road traffic noise is associated with increased cardiovascular morbidity and mortality and all-cause mortality in London:

http://eurheartj.oxfordjournals.org/content/early/2015/06/07/eurheartj.ehv216

¿Qué tan bien está su corazón?: Una forma de saberlo, es utilizando el puntaje de Framingham (proyecto liderado por la Universidad de Boston). El cálculo le proyecta su riesgo a 10 o 30 años, para calcularlo entrar a esa dirección:
http://www.framinghamheartstudy.org/risk-functions/cardiovascular-disease/general-cvd-risk-prediction-using-bmi.php#

Según el Centers for Disease Control and Prevention siguen aumentando las muertes por hipertensión arterial en los EE. UU:
http://www.cdc.gov/nchs/data/databriefs/db193.htm

Una campaña DIVERTIDA y realmente exitosa del American Heart Association: More than 10 million steps in the right direction. Mensaje resumido: CAMINAR y CAMINAR:
http://www.sciencedirect.com/science/article/pii/S0033062014001418

"Ríete siempre que puedas. Es una medicina barata" Lord George Byron (1788 - 1824). Esta frase toma GRAN importancia debido a un nuevo estudio clínico que concluye: "en términos de ejercicio cardiovascular, un minuto de risa equivale a 10 minutos en una máquina de remar":
http://www.nationalgeographic.es/noticias/risa-medicina-salud-noticia

En la Reanimación Cerebro Cardio Pulmonar, ¿Cuál es la recomendación de compresiones cardiacas y respiraciones en un adulto, cuándo yo lo hago solo?. La respuesta correcta es 30x2. Video explicatorio en español por parte del American Heart Association:
https://www.youtube.com/watch?v=YhN6GfQLKqw

Riesgo cardiovascular de dosis altas de ibuprofeno. Usar el medicamento cuando se requiere, así como todos los analgésicos:

http://www.aemps.gob.es/informa/notasInformativas/medicamentosUsoHumano/seguridad/2015/NI-MUH_FV_04-ibuprofeno-dexibuprofeno.htm

Ejercicio

Si bien cualquier cantidad de ejercicio ofrece beneficios a la salud, un nuevo estudio sugiere que la actividad física rigurosa puede ser clave para aumentar la longevidad, por ejemplo: reduce probabilidades de muerte temprana hasta en un 13%:

http://archinte.jamanetwork.com/article.aspx?articleid=22 12268&resultClick=3

La fuerza muscular se desvanece tras apenas dos semanas de inactividad:

http://www.healthfinder.gov/news/newsstory2.aspx?Doci d=701139&source=govdelivery&utm_medium=email&utm_s ource=govdelivery

Un estudio clínico publicado, demostró que el correr de espalda adelgaza más, a pesar de lo curioso, la razón la justifican por el mayor esfuerzo que se hace para su coordinación. Publicado en *Proceedings of The Royal Society*:

http://rspb.royalsocietypublishing.org/content/royprsb/278 /1704/339.full.pdf

Para efectos beneficiosos en la salud de nuestros niños, durante el día escolar la exposición al ejercicio debe ser superior a 60 min.:

http://ac.els-cdn.com/S003306201400142X/1-s2.0-S003306201400142X-main.pdf?_tid=7b026702-d7c4-11e4-8425-00000aab0f6c&acdnat=1427820140_4e9bef6262a293a0aa696 ccc397a75d1

Las personas que trabajan en un escritorio deben asegurarse de lograr estar de pie el equivalente a 2 horas durante el día laboral para evitar las consecuencias negativas para la salud vinculadas con estar sentado demasiado tiempo: daño de órganos; degeneración muscular; desordenes en las piernas; dolor de espalda; y espasmos cervicales entre otros:
http://bjsm.bmj.com/content/early/2015/04/23/bjsports-2015-094618

La estrategia de caminatas de 2 minutos, disminuye los riesgos de estar sentados en las oficinas:
http://cjasn.asnjournals.org/content/early/2015/04/29/CJN.08410814.long

El informe del *Morbidity and Mortality Weekly Report* por el Centers for Disease Control and Prevention, concluye que en EE.UU el incremento por la bicicleta en los trabajadores adultos se ha incrementado en 61% del 2000 al 2012 (buena noticia). La mala noticia es que 30.000 de ellos han fallecido hasta el 2012, siendo la Florida el estado con el mayor número de muertes.
¿Por qué? Incumplimiento de las leyes de tráfico, conducta de conductores y ciclistas, no uso de cascos y el volumen del tráfico:
http://www.cdc.gov/mmwr/preview/mmwrhtml/mm6431a1.htm?s_cid=mm6431a1_w

Científicos de la Universidad de Western Australia encontraron que personas que tienen un perro, caminan 48 minutos más por semana. Artículo completo en: Hayley E., et al. Does Getting a Dog Increase Recreational Walking?:
http://www.ijbnpa.org/content/5/1/17

Infectología

Viajeros están trayendo consigo bacterias resistentes a los medicamentos a Estados Unidos
http://www.cdc.gov/mmwr/

Aplicar el lápiz delineador a la parte interior del párpado aumenta el riesgo de que partículas entren al ojo y provoquen problemas con la vista. Migration of Cosmetic Products into the Tear Film:
http://journals.lww.com/claojournal/Abstract/publishahead/Migration_of_Cosmetic_Products_into_the_Tear_Film_.99602.aspx

Las personas que usan lentes de contacto pueden generar bacterias oculares de alta morbilidad. Comunicado del American Society for Microbiology:
http://academy.asm.org/index.php/news-views/interviews-with-fellows/5262-suzanne-fleiszig1

En el *Journal of Antimicrobial Chemotherapy*, se ha publicado, otra verdad absoluta: "los jabones antibacterianos que prometen ser más efectivos que un jabón convencional NO LO SON". Analizaron sobre 20 cultivos bacterianos las respuestas bactericidas entre jabón normal vs jabón antibacteriano y los resultados fueron iguales. Por lo tanto ¿Por qué pagar más por un jabón antibacteriano, si hace lo mismo que un jabón normal?:
http://jac.oxfordjournals.org/content/early/2015/09/22/jac.dkv275.abstract

El hacerse un tatuaje conlleva riesgo de sufrir problemas en la piel algunas veces permanentes. Estudio realizado en New York y luego de evaluar una cohorte, encontraron que 6% de los tatuados experimentaron en largo plazo: "salpullido", infección, picazón grave y/o edema:
http://onlinelibrary.wiley.com/doi/10.1111/cod.12425/abstract

Muchos médicos trabajan mientras están enfermos, poniendo a sus pacientes en riesgo de enfermedades graves e incluso de muerte. Trabajo realizado en un centro de alto nivel en EE.UU y publicado en la revista médica *Journal of the American Medical Association:*
http://archpedi.jamanetwork.com/article.aspx?articleid=2344551&resultClick=3

Neurología

Han concluido en el *Journal Alzheimer & Dementia* que el plan de alimentación MIND reduce significativamente el riesgo de la enfermedad Alzheimer. La dieta MIND es una hibrida de la dieta mediterránea:
http://www.alzheimersanddementia.com/article/S1552-5260(15)00017-5/abstract

De los trabajadores americanos (full-time), 4.3 millones de ellos reportaron sufrir durante el año anterior desordenes de ansiedad asociada al trabajo:
http://www.samhsa.gov/newsroom/press-announcements/201505210945

La jubilación no es tan buena para la salud. Esa es la conclusión del informe del Centers for Disease Control and Prevention, publicado en la revista médica *Preventing Chronic Disease.* Donde evaluaron 83,000 americanos a partir de los 65 años de edad y encontraron que estar desempleado o jubilado se asociaba con un riesgo más elevado de mala salud, incluso tras tomar en cuenta factores de predicción como tabaquismo y obesidad. Y los adultos mayores que siguen trabajando están más sanos que aquellos que abandonan la fuerza de trabajo:
http://www.cdc.gov/pcd/issues/2015/pdf/15_0040.pdf

Los beneficios de la lectura: disminuye riesgo de demencia; menor depresión y crea nuevos cambios neurológicos en el cerebro:
http://www.quickreads.org.uk/assets/downloads/docs/Galaxy-Quick-Reads-Report-FINAL%20.pdf

Por lo que se refiere a las emociones, la felicidad normalmente está a plena vista: se ve en una amplia sonrisa, se escucha en una risa y/ se siente en un gran abrazo. Pero una nueva investigación sugiere que podría haber un modo menos obvio de captar las emociones positivas de otra persona: el OLOR:

http://www.psychologicalscience.org/index.php/news/112 442.html

Los individuos con dietas más sanas reducen riesgo de sufrir un deterioro mayor de la función cognitiva en un 35 por ciento. Las mejorías más marcadas son en funciones de memoria, razonamiento, realización simultánea de múltiples tareas, resolución de problemas y habilidades de planificación. Trabajo liderado por el centro de investigación Feinstein en Nueva York:

http://www.feinsteininstitute.org/2015/08/feinstein-institute-investigator-and-ny-legislators-support-1b-bond-for-alzheimers-research/

El Ministerio de Salud en Colombia, ha publicado la Encuesta Nacional de Salud Mental, que fue liderada por el Ministerio, Colciencias y Universidad Javeriana. La muestra fue de 15.000 familias y el foco no fue tanto evaluar las enfermedades mentales sino la sociedad y algunos resultados son los siguientes: 1. Más de la mitad de los encuestados (52%) son clasificados como individualistas y SIN interés de construir capital social; 2. 35% de los niños de 7 a 11 años han estado expuestos a violencia intrafamiliar; y 3. 10% de los hombres de 11-17 años, presentan trastornos de conducta alimentaria (superando a las mujeres). Todo el informe se puede leer aquí:

https://www.minsalud.gov.co/sites/rid/Lists/BibliotecaDig ital/RIDE/DE/presentacion-encuesta-nacional-salud-mental-2015.pdf

En el congreso del Colegio Americano de Cirugía, presentaron un trabajo sobre lo que protege el casco a los ciclistas. Analizaron de forma retrospectiva 6,200 historias clínicas de personas que sufrieron una lesión cerebral traumática en un accidente de bicicleta. En comparación con los que no llevaban el casco, los pacientes que llevaban el casco puesto tenían 58% menos de probabilidades de sufrir una lesión cerebral grave, 59% menos de probabilidades de fallecer, 61% menos de probabilidades de necesitar una operación quirúrgica para retirar parte del cráneo para acceder al cerebro y 26% menos de probabilidades de sufrir fracturas faciales:

https://www.facs.org/media/press-releases/2015/haider

El exponerse en no fumadores al humo de segunda mano, incrementa el riesgo de Accidente Cerebrovascular en un 30%. Datos del estudio clínico REGARDS, publicado en el *American Journal of Preventive Medicine:*

http://www.ajpmonline.org/article/S0749-3797(15)00198-1/abstract

Las personas con las mejores notas escolares y que tienen luego los trabajos más complejos tienen aproximadamente un riesgo entre un 40%-60% más bajo de generar la Enfermedad de Alzheimer. Datos presentados en el Alzheimer´s Association International Conference:

https://www.alz.org/aaic/releases_2015/Sun-8amET.asp

Las siestas podrían mejorar la productividad de los trabajadores:

http://www.sciencedirect.com/science/article/pii/S0191886915003943

Una dieta saludable está asociada a menor riesgo de tener declive de la memoria con los años:
http://dgnews.docguide.com/healthy-diet-linked-lower-risk-memory-thinking-decline?overlay=2&nl_ref=newsletter&pk_campaign=newsletter

Las personas que tienen deudas a corto plazo (como tarjetas de crédito o cuentas por pagar), viven más estresadas y deprimidas que los que tienen deudas a largo plazo (como hipotecas):
http://link.springer.com/article/10.1007/s10834-015-9443-6

Un estudio publicado en la revista *Psychological Science* encontró que "el esfero" es más poderoso que el teclado cuando se trata de recordar lo que se acaba de anotar. Por eso como los autores concluyen: How typing is destroying your memory:
http://pss.sagepub.com/content/early/2014/04/22/0956797614524581.abstract

Ahora estamos llegando al mundo "ilegal" de los medicamentos nootrópicos, medicamentos utilizados para ayudar a pacientes con Enfermedad de Alzheimer, pero que en este mundo competitivo se están comenzando a usar, para tener mayor y mejor desarrollo intelectual, por un efecto en neurotransmisores tipo GABA. Lo cual no se ha demostrado de forma conclusiva. Precaución con esta tendencia que se viene como un gran boom, y ya se están emitiendo alertas, pues no tienen esa indicación y además se desconoce su efecto a largo plazo. Artículo en *European Journal of Pharmacology*
Ling, I., et al. (2015). A novel GABA alpha 5 receptor inhibitor with therapeutic potential:
http://www.sciencedirect.com/science/article/pii/S0014299915301333

Cuando se retoma un problema después de dormir, el cerebro va a tomar información diferente, que antes de dormir y se obtienen mejores soluciones:
http://www.fastcompany.com/3045411/work-smart/how-getting-more-sleep-can-help-you-solve-your-creative-problems?utm_source

La sociedad médica británica, ha evaluado y estudiado el efecto que tiene cuando los hombres se ponen en la ropa algo rojo, "la sociedad los percibe como agresivos y furiosos". Sin embargo eso no sucede cuando las mujeres se visten de rojo:
http://rsbl.royalsocietypublishing.org/content/11/5/201501 66

El cerebro de los adolescentes que beben frecuentemente, tiene cambios irreparables. *American Journal of Psychiatry.* http://ajp.psychiatryonline.org/doi/10.1176/appi.ajp.2015.1410 1249

Nuevo estudio que encuentra y favorece previos hallazgos: El acetaminofén es totalmente infectivo para tratamiento del dolor lumbar:
http://www.bmj.com/content/350/bmj.h1225

La NUEVA estrategia desesperada para combatir la epidemia de consumo de cigarrillo en el mundo: pagarle ahora a los fumadores, para que dejen de fumar. La experiencia de esta primera experiencia global fue reportada y publicada en la revista médica No. 1 *New England Journal of Medicine* y funciono!, dejaron de fumar:
http://www.nejm.org/doi/full/10.1056/NEJMoa1414293

Los adultos que se interesan en actividades artísticas, sociales y en manualidades pueden mantener la agudeza mental por más tiempo. Revisión en *Journal of Neurology:* http://www.neurology.org/content/early/2015/04/08/WNL.000 0000000001537.short

Ver a actores beber alcohol en películas incrementar la probabilidad de que los adolescentes tomen alcohol y tengan problemas ligados a este, cuando ven estos programas:
http://www.bris.ac.uk/expsych/research/brain/targ/

El American Heart Association, ha lanzado una campaña para identificar fácilmente signos de alarma de un Accidente Cerebro Vascular y se conoce como BE FAST. ¿Qué significa?

B -- BALANCE: Un pérdida repentina del balance o la coordinación;

(E -- EYES): Cambios repentinos en la visión;

(F -- FACE DROOPING): Parálisis o adormecimiento en un lado de la cara;

(A -- ARM WEAKNESS): Debilidad en un brazo;

(S -- SPEECH DIFFICULTY): Una manera de hablar que es difícil de entender y

(T -- TIEMPO PARA LLAMAR A EMERGENCIAS): Si cualquiera de los síntomas descritos anteriormente se presentan, es importante ir a la sala de emergencias de inmediato:
http://www.heart.org/HEARTORG/

Nutrición

Diseñemos nuestra mente al comer: En un experimento demostraron que si los seres humanos estamos expuestos a comida todo el tiempo "la comemos sin parar". Y luego lo extrapolaron al tamaño de los platos, es decir si en un *buffet* tomamos un plato grande, nuestra naturaleza del cerebro nos hace llenarlo más y más, a diferencia si el plato es pequeño. Wansink B. "Botomless bowls: why visual cues of portion size may influence intake":

http://www.mindlesseating.org/pdf/Bottomless_Soup-OR_2005.pdf

Tras revisar más de 100 estudios, los investigadores de la Universidad Cornell encontraron que hay tres cosas que ayudan a la gente a elegir alimentos más saludables. La comida debe ser: conveniente (C), atractiva (A) y normal (N), o CAN, y es lo que se llama la actitud "CAN al comer":

http://onlinelibrary.wiley.com/doi/10.1002/mar.20794/abstract

Independientemente de que sea delgado u obeso, si se consume refrescos con azúcar u otras bebidas endulzadas/diariamente se tiene un riesgo 13 veces mayor a 10 años de desarrollar Diabetes Mellitus tipo 2. Evidencia publicada en *British Medical Journal*:

http://www.bmj.com/content/351/bmj.h3576

Recomendación de la Academia Americana de Nutrición sobre las dietas vegetarianas:
http://www.sciencedirect.com/science/article/pii/S221226 7215002610

Una de las conclusiones: Las dietas vegetarianas se asocian con un menor riesgo de enfermedad isquémica del corazón, Hipertensión Arterial, Diabetes Mellitus tipo 2, obesidad, y algunos tipos de cáncer.

La forma como exponemos a nuestros hijos a la TV y las propagandas sobre comida, influye en las decisiones de consumir esos productos, lo cual se ha relacionado como otro factor marcador a riesgo de obesidad en EE.UU. El trabajo lo pueden consultar aquí:
http://www.aulamedica.es/nh/pdf/8730.pdf

El *Journal of the Academy of Nutrition and Dietetics*, trae un trabajo sobre el impacto en bebidas de dieta. Los que las consumen regularmente como estrategia para bajar calorías, terminan comiendo MAS calorías durante el día, ya que incondicionalmente se auto justifican de comer más (ej. postre, galletas, etc.): http://www.andjrnl.org/article/S2212-2672(15)01258-7/pdf

En un experimento clínico, evaluaron en hombre sanos el consumo excesivo y exagerado de calorías durante una semana y encontraron que al terminar la evaluación (con solo 1 semana), todos los individuos habían generado resistencia a la insulina (similar a lo que coloquialmente se llama estado pre diabético), adicional todos los voluntarios presentaron estrés oxidativo, el cual tiene efecto perjudicial en el endotelio vascular. Trabajo liderado por el grupo de endocrinología de la Universidad de Filadelfia y publicado en *Science Translational Medicine:*
http://stm.sciencemag.org/content/7/304/304re7

Ha tomado fuerza el análisis de un estudio del 2014 que evaluó el uso de vitaminas/suplementos para prevenir enfermedades crónicas, donde luego de un análisis sistemático de todo lo publicado y analizado con estadística muy robusta, NO hay beneficio en su uso y como dice el editorial de *Annals of Internal Medicine* Enough is Enough, Stop Wasting Money!!:
http://annals.org/data/Journals/AIM/929454/0000605-201312170-00011.pdf

Solo uno de cada diez americanos come suficientes frutas y verduras:
http://www.cdc.gov/MMWR/preview/mmwrhtml/mm6426a1.htm

La Dra. Ruopeng de la Universidad de Illinois, ha evaluado el impacto que tiene el comer en restaurante vs comer en la casa. Las conclusiones al comer en restaurante fueron incremento diario en: 1. 190 cal; 2. 300 mg Na; 3. 10 gr colesterol y 4. 3.5 gr grasa saturada. Por lo tanto es mejor llevar el "porta comida" con la comida hecha en casa, para disminuir esos grandes factores de riesgo nutricional. Fast-food and full-service restaurant consumption and daily energy and nutrient intakes in US adults:
http://www.nature.com/ejcn/journal/vaop/ncurrent/full/ejcn2015104a.html

El desayuno es esencial para el buen funcionamiento durante el día:
https://www.healthychildren.org/English/healthy-living/nutrition/Pages/Start-Your-Day-With-Breakfast.aspx

La pizza es uno de los alimentos que más contribuye a la carga calórica en niños y adolescentes: http://pediatrics.aappublications.org/content/early/2015/0 1/13/peds.2014-1844.abstract

Una ley de Los Ángeles que restringe la apertura de nuevos restaurantes de comida rápida en las zonas pobres, no ha reducido las tasas de obesidad en las personas que viven en esos vecindarios: http://www.npr.org/blogs/thesalt/2015/03/20/393943031/ why-los-angeles-fast-food-ban-did-nothing-to-check-obesity

Un nuevo trabajo colombiano determina el rol de consumo de bebidas azucaradas en estudiantes universitarios y su alteración en perfil lipídico-metabólico. Reportaron que a consumos semanales de 4 bebidas azucaradas (jugos, gaseosas, etc.) se producían alteraciones en lípidos, triglicéridos, glicemia y circunferencia abdominal y todas las diferencias fueron estadísticamente significativas tanto en hombres y mujeres. Estos factores son de riesgo cardiovascular y lo más sencillo es NO tomarlas regularmente o cambiarlas por Agua. El trabajo fue realizado por el equipo de la Universidad de Santo Tomas y publicado en la *Revista Colombiana de Cardiología*: http://apps.elsevier.es/watermark/ctl_servlet?_f=10&pide nt_articulo=0&pident_usuario=0&pcontactid=&pident_revista =203&ty=0&accion=L&origen=zonadelectura&web=www.el sevier.es&lan=es&fichero=S0120-5633(15)00095- 9.pdf&eop=1&early=si

Un estudio observacional publicado en *Brititsh Medical Journal* determina el impacto benéfico en la salud, que tiene el comer comida picante. Si se hace dos veces a la semana, el riesgo cardiovascular disminuye 10%, pero si se hace 3-4 veces a la semana, el riesgo cardiovascular baja en un 14%. En especial por el componente de la capsaicina: http://openheart.bmj.com/content/2/1/e000262.full

La importancia de las fresas en la salud humana, por su efecto anti-oxidante:
http://pubs.rsc.org/en/Content/ArticleLanding/2015/FO/C5FO00147A#!divAbstract

Nuestro conocimiento en nutrición y educación es lo que nos puede ayudar a disminuir la obesidad y diabetes. Nutrition Education in an Era of Global Obesity and Diabetes: Thinking Outside the Box:
http://journals.lww.com/academicmedicine/pages/articleviewer.aspx?year=9000&issue=00000&article=98833&type=abstract

Es la solución a la obesidad la cirugía bariátrica?. Respuesta NO. Este informe desmitifica esa aproximación: Health care to treat obesity: too many bariatric surgeries?
http://journals.lww.com/acsm-csmr/pages/articleviewer.aspx?year=2015&issue=03000&article=00010&type=abstrac

Los alimentos altamente procesados conforman más del 60 por ciento de las calorías en los productos que los estadounidenses compran de forma rutinaria en los supermercados:
http://www.faseb.org/

Más de la mitad de los alimentos empaquetados de venta en los supermercados contienen demasiada sal:
http://www.cdc.gov/pcd/issues/2015/14_0500.htm

Una revisión sistemática y meta-análisis de TODOS los medicamentos usados para disminuir de peso:
http://press.endocrine.org/doi/abs/10.1210/jc.2014-3421?url_ver=Z39.88-2003&rfr_id=ori%3Arid%3Acrossref.org&rfr_dat=cr_pub%3Dpubmed&

Este artículo publicado en *Annals of Internal Medicine* evalúa diferentes programas comerciales para bajar de peso, donde en general TODOS son de pobres resultados y baja evidencia. Weight Loss Programs: Slim Evidence and Thin Results

http://annals.org/article.aspx?articleid=2214178

Por lo tanto hay que tener mucho cuidado con las ofertas de esos programas y validar que tienen justificación clínica y resultados demostrados.

Los mitos sobre el control de peso mantienen a muchas mujeres estadounidenses fumando (!Gran ERROR!) http://tobaccocontrol.bmj.com/content/early/2015/02/02/tobac cocontrol-2014-051886.abstract?sid=aef46f8e-a568-4f63-ab22-56d2064ff57c

Liberado por WIN/Gallup Internacional, los datos de Obesidad en América Latina. Y llamativo estos dos conceptos asociados a Colombia:

1) Solo 44% de los colombianos desayunan;

2) Después de México, en América, Colombia es el país donde más se hace dieta (21%) de la población.

Más datos de los resultados:

http://www.wingia.com/en/news/obesity_is_underestimat ed_in_the_americas/241/

Oncología

Mujeres que tuvieron sobrepeso en la niñez y adolescencia, tienen riesgo mayor de desarrollar cáncer de colon, en la edad adulta:
http://cebp.aacrjournals.org/content/24/4/690.abstract?sid =d16a93fc-521d-467a-a396-13c2f5731129

La gran mayoría de americanos no usa bloqueadores solares de forma rutinaria (menos del 50%). Y esta intervención está totalmente demostrada que reduce el riesgo de cáncer de piel.
http://www.eblue.org/article/S0190-9622(15)01352-3/abstract
¿Y Ud. que tanto los usa de forma rutinaria? Tener claro que una protección ideal al sol debe incluir factores por encima de 30 a Rayos Ultravioleta A y B.

La dieta mediterránea, le encuentran otro GRAN beneficio, y es con la adición de aceite de oliva, disminuyen el riesgo de cáncer de mama en mujeres. Se encontró un riesgo relativo de 0.32, es decir efecto protector a cáncer de mama con una disminución de riesgo del 68%. Conclusión; hay que ponerle más énfasis a la dieta mediterránea por todos sus efectos no solo en disminuir el riesgo cardiovascular, sino ahora en cáncer
Artículo publicado en el *Journal of American Medical Association:*
http://media.jamanetwork.com/news-item/mediterranean-diet-plus-olive-oil-associated-with-reduced-breast-cancer-risk/

"Algunos ingredientes utilizados en los productos para las uñas se han relacionado con el cáncer, abortos involuntarios y enfermedades pulmonares" Así comienza este artículo en el New York Times, donde plantea ausencia de regulación completa en EE.UU, con respecto a sus productos y el impacto que tiene en las manicuristas. El efecto sobre el usuario, es una pregunta todavía por resolver?:
http://www.nytimes.com/2015/05/11/nyregion/nail-salon-workers-in-nyc-face-hazardous-chemicals.html?emc=edit_th_20150510&nl=todaysheadlines&nlid=66779282&_r=0

"Obesidad es la nueva mayor causa de cáncer":
http://dx.doi.org/10.1007/s13187-015-0824-1

Las dieta ricas en grasas, carnes rojas y granos refinados, están relacionados al cáncer de próstata. Tiene un riesgo de 2.53, mientras que las dietas ricas en vegetales, frutas y granos enteros tienen un riesgo de 0.6, es decir protector para evitar el cáncer de próstata). Publicado en la revista médica *Cancer Prevention Research:*
http://cancerpreventionresearch.aacrjournals.org/content/8/6/545.abstract

El trabajo publicado en *Nature*, suma más datos y conclusiones sobre el impacto negativo de las malas dietas. La investigación intercambio dietas entre dos grupos de personas: un grupo en EE.UU y otro en Sudáfrica. Por dos semanas los sudafricanos se dedicaron a consumir: papas fritas, hamburguesas y perros calientes. Y los americanos consumieron papillas de maíz, arroz, mango y frijoles. Al final del estudio, los sudafricanos ya presentaban cambios celulares en el colon tipo displasia, que es factor de riesgo para cáncer de colon. Y fue en un tiempo muy corto. El mensaje es "Nunca es tarde para modificar la dieta y con ello cambiar el riesgo de cáncer de colon." O´Keefe, S,J,D., (2015). Fat, fibre and cancer risk in African Americans and rural Africans. Nature

http://www.nature.com/ncomms/2015/150428/ncomms7342/full/ncomms7342.html

El trabajo confirma algo que ya se sabía: que las dietas pobres en fibra y ricas en grasa y proteína animal aumentan la probabilidad de sufrir cáncer de colon.

Pediatría

Los niños se benefician física y socialmente, si se les permite jugar con menos vigilancia de los padres: http://www.mdpi.com/1660-4601/12/6/6423

Un trabajo elaborado por Kaiser Permamente y publicado en *Pediatrics* sobre autismo, revela un nuevo hallazgo sorprendente: Los niños concebidos menos de 2 años tras el nacimiento de su hermano mayor o más de 6 años después, tienen un riesgo 2-3 veces de ser diagnosticados con autismo. Un trabajo muy bien elaborado por su diseño epidemiológico, pero que plantea la pregunta ¿Cuál es la explicación?. Posiblemente madres con intervalos cortos entre embarazos podrían tener unos niveles muy bajos de ácido fólico, sin embargo no es clara esta hipótesis: http://pediatrics.aappublications.org/content/early/2015/09/08/peds.2015-1099.abstract

Centers for Disease Control and Prevention ha revelado nuevos datos del consumo de alcohol en la población infantil y adolescente en EE.UU. Las cifras hablan por sí solas: 1. Los niños empiezan a pensar de forma positiva sobre el alcohol ya entre los 9 y los 13 años de edad: 2. Entre el 36-50% de los estudiantes de secundaria beben alcohol; y 3. Los niños que empiezan a beber antes de los 15 años tienen 4 veces más probabilidades de convertirse en alcohólicos: http://www.cdc.gov/alcohol/fact-sheets/underage-drinking.htm

Los niños que ven dibujos animados " con imagines gordas" terminan comiendo más. Evidencia publicada en el *Journal of Consumer Psychology*. Es un trabajo de percepción y como los niños se ven afectados por todo tipo de imágenes. El riesgo en el análisis fue de 1.7: http://www.sciencedirect.com/science/article/pii/S1057740815000637

Se emiten unas guías para usar los celulares y tabletas por parte de los padres. Esto es debido al incremento de padres que a pesar de tener los hijos al frente, prefieren escribir un mensaje en su celular y/o revisar sus dispositivos. La guía es emitida por el Departamento de Salud Pública de la Universidad de Harvard:
https://cdn1.sph.harvard.edu/wp-content/uploads/sites/84/2015/07/Outsmarting-the-Smart-Screens_Guide-for-Parents_Nov2014_V2.pdf

Los padres deben poner un buen ejemplo para que sus hijos se mantengan delgados
https://www.aap.org/en-us/Pages/Default.aspx

¿Quiere que sus hijos hagan ejercicio? NO les haga sentir culpables, no funciona. Estos son los hallazgos del grupo de la Universidad de Georgia, que publicaron en *Medicine & Science in Sports & Exercise.*
Los autores concluyeron que los estudiantes son menos propensos a ser activos físicamente si no tienen el control de las decisiones sobre qué ejercicios tienen que hacer o si se sienten presionados por los adultos para que hagan más ejercicio:
https://www.acsm.org/public-information/acsm-journals/medicine-science-in-sports-exercise

Encuentran asbesto en crayones y juguetes para niños en EE.UU, todos los productos con esas trazas fueron manufacturados en la China. Estos dos químicos son cancerígenos. Informe dado por Environmental Working Group Action Fund:
http://www.ewg.org/key-issues/toxics/chemical-policy

El exceso de la TV y la ausencia de ejercicio en la juventud y adultez aceleran el tener mayor deterioro mental en la vejez. Estudio desarrollado por la Asociación Americana de Alzheimer. Siguieron 3,200 americanos entre 18-30 años y su actividad física y ejercicio por 25 años. Y en las evaluaciones de pruebas de pensamiento y memoria encontraron mayor deterioro mental en los que reportaron menor ejercicio y/o más TV:

https://www.alz.org/aaic/releases_2015/Mon8amET.asp

Cuando los niños los volvemos extremadamente 'quisquillosos para comer' ellos tienen 50% probabilidades mayores de desarrollar problemas emocionales como la ansiedad y la depresión vs niños que comen de todo y no les pone tanto problema para comer. Estudio publicado en *Pediatrics*

http://pediatrics.aappublications.org/content/early/2015/0 7/28/peds.2014-2386.full.pdf+html?sid=35253631-78db-4b1f-adce-c506a548a374

A la mayoría de niños les encantan los perros, y les gusta acercar su cara a la cara del perro. Nosotros, NO debemos permitirlo, ya que las lesiones en la cara o las manos pueden desfigurar y dejar discapacitado al niño, aun con perros que conozcamos. El sistema límbico de los animales puede cambiar y generar respuestas no esperadas. Reportado en *Pediatric Neurosurgery*

Sleen T., et al. (2015). Intracranial injures from dog bites in children:

http://www.karger.com/Article/FullText/431179

Salud femenina

Los sonidos que emiten los celulares que llevan las mujeres embarazadas, afectan los ciclos de sueño y vigilia del feto. Trabajo presentado en el American Congress of Obstetricians and Gynecologists en San Francisco: The Effect of Beepers and Cell Phones on Fetal Behavior During Pregnancy
http://journals.lww.com/greenjournal/Abstract/2015/05001/The_Effect_of_Beepers_and_Cell_Phones_on_Fetal.320.aspx

Nuevamente se establecen guías de examen bianual para cáncer de mama en mujeres > 50 años:
http://screeningforbreastcancer.org/

Las mamografías regulares para evaluación de los senos en las mujeres están llevando a un "exceso generalizado de diagnósticos", generando que muchas mujeres son tratadas por lesiones que no habrían provocado ninguna enfermedad ni la muerte. Artículo publicado en *Archives of Internal Medicine*.
http://archinte.jamanetwork.com/article.aspx?articleid=2363025
Es decir cada vez más cuestionada la mamografía como examen rutinario en mujeres

Esperar unos tres minutos para pinzar el cordón umbilical tras el nacimiento de un bebé podría ayudar a mejorar las habilidades motoras finas y las habilidades sociales de los niños a los 4 años de edad, sugiere una nueva investigación sueca:
http://archpedi.jamanetwork.com/article.aspx?articleid=2296145

Otra ventaja del matrimonio, han reportado en un estudio prospectivo que las personas casadas beben menos licor que los no casados y que se demuestra epidemiológicamente. Lo interesante del trabajo es que tomaron hijos de alcohólicos que se casaron y midieron su consumo después del matrimonio, el cual decreció de forma estadísticamente significativa. Artículo publicado en la revista médica *Alcoholism Clinical & Experimental Research*.

http://onlinelibrary.wiley.com/doi/10.1111/acer.2015.39.issue-8/issuetoc

Las mujeres que tienen problemas como deterioro cognitivo leve, la evolución a una patología mayor, es decir severa, es más rápido que los hombres. Por lo tanto las mujeres se deterioran más luego de iniciar ese deterioro mental, por lo tanto una Enfermedad de Alzheimer presentada en una mujer, es más severa que en el hombre. Las razones no se han entendido, y se sigue evaluando. Trabajo publicado por la Asociación Americana de Alzheimer

http://www.alz.org/

Un grupo de Nueva Zelanda, bajo el liderazgo del Dr. Bollan, publica en *British Medical Journal*, ¿Cuál es el valor de incrementar el consumo de calcio, en personas de edad para evitar el riesgo de fractura?. Respuesta: NINGUNA. Y el hallazgo los sorprenderá, debido a que hemos recibido históricamente mensajes muy potentes sobre grupos defensores de la osteoporosis. Por lo tanto, si ya la osteoporosis esta instaurada ese incremento de calcio no funciona y más bien produce efectos secundarios, como incremento de riesgo cardiovasculares, estreñimiento, cálculos renales, etc. Por lo tanto, el tema está en la prevención:

http://www.bmj.com/content/351/bmj.h4580

El suicidio es una de las principales causas de mortalidad en las mujeres estadounidenses de mediana edad, y en los últimos años ha aumentado. Esto fue lo publicado en la edición de *Journal of American Medical Association Psychiatry*. Y las mujeres de mediana edad con vida social sólida se enfrentan a un riesgo de suicidio significativamente más bajo que las que viven en un aislamiento relativo:
http://archpsyc.jamanetwork.com/article.aspx?articleid=2398734&resultClick=3

Una investigación realizada en el Japón, determina el por qué con los años se concentran más arrugas en la frente y alrededor de los ojos?. Respuesta: Falta de glándulas sebáceas. Encontraron con placas histológicas que a mayor densidad de glándulas sebáceas menor cantidad de arrugas, lo cual se explica por el rol de esas glándulas en la lubricación de la piel. Este trabajo abre nuevas luces en el tratamiento adecuado de prevenir las arrugas. El trabajo lo publicaron en *Clinical Anatomy*. Tamatsu Y., et al. (2015). New finding that might explain why the skin wrinkles more on various parts of the face. *Clinical Anatomy:*
http://onlinelibrary.wiley.com/doi/10.1002/ca.22571/abstract

Después de un infarto agudo de miocardio, a las mujeres y los afroamericanos tienen los peores resultados. Las mujeres perdieron 2 años más vs los hombres, y los afroamericanos perdieron 1 año más vs los blancos. Estudio publicado en el *Journal of American College of Cardiology*. Las razones, una explicación -increíble- es por conductas raciales en los afroamericanos, pero la diferencia en las mujeres -no se han podido entender- y es motivo de más investigación:
http://content.onlinejacc.org/article.aspx?articleid=2422310&resultClick=3

Un estudio de la Universidad de California, sobre n=128 mujeres en edad universitaria, concluyo el impacto que tiene Facebook para que ellas siguieran dietas muy estrictas sin ninguna validez científica, como el uso de laxantes, ayunos prolongados y/o consumir alcohol excesivo para no comer. Es un trabajo alarmante a pesar de la muestra tan baja, pero que hay que tener en cuenta. Publicado en el *Journal of Adolescent Health:*

http://www.jahonline.org/article/S1054-139X(15)00214-1/abstract

El grupo de Psicología de la Universidad de Queensland en Australia, ha demostrado que algunas mujeres pueden tener codificado un gen que las hace ser más propensas al adulterio, cuando adicional existen condiciones del entorno. Aunque sea difícil creerlo, esta variante no existe en el hombre, donde las condiciones para adulterio están más asociadas a su entorno. El gen encontrado se codifica como AVPRIA y está relacionado con la producción de vasopresina. Publicado en la revista médica *Evolution and Human Behaviour*

https://www2.psy.uq.edu.au/~uqbziets/Zietsch%20et%20al%202014%20Genetic%20analysis%20of%20extrapair%20mating.pdf

La Sociedad Americana de Geriatría, demuestra a través de un estudio de cohortes que más mujeres llegan vivas a los 100 años vs los hombres. La proporción de mujeres fue de 25 vivas a los 100 años por cada 100.000 mujeres y en los hombres fue de solo 6 vivos a los 100 años por cada 100.000 hombres. Y saben por qué?. Resumido: Toman la vida más fácil. Conclusión "hay que aprender a vivir como viven las mujeres":

http://onlinelibrary.wiley.com/doi/10.1111/jgs.13484/pdf

Tecnología en salud

The iPhone could become a new tool in genetic studies. Esta noticia fue publicada en la revista Massachusetts Institute of Technology:

http://www.technologyreview.com/news/537081/apple-has-plans-for-your-dna/

Es decir que prontamente podremos medir nuestros genes a través de un app! El problema es que hacer con los resultados y más complejo si tengo genes dominantes a enfermedades complejas?

¿Evaluarse el riesgo de diabetes?. Muy sencillo, al contestar las preguntas del American Medical Association, y si el puntaje es > 9, es necesario pedir cita con el médico para evaluar definitivamente una diabetes.

http://www.ama-assn.org/sub/prevent-diabetes-stat/downloads/prediabetes-screening-test.pdf

Investigadores de la Universidad de Chicago estudiaron la relación entre el uso del celular y depresión. En una cohorte de pacientes, evaluaron que a mayor uso del celular durante el día esos usuarios tenían más componentes de depresión. Sin encontrar relación de tiempo, se aproximaron a encontrar que aquellos individuos deprimidos tenían un promedio de uso del celular de 70 min/24 horas. Publicado en *Psychological Medicine.* Accesible desde

http://www.scholars.northwestern.edu/pubDetail.asp?t=p m&id=84931003333&u_id=1644

El Instituto de Medicina americano, conocido con la sigla IOM, ha publicado un análisis solicitado por el gobierno sobre los diagnósticos del cuidado de la salud en EE.UU. El informe concluye que a los estadounidenses se les hará como mínimo un diagnóstico erróneo a lo largo de su vida, lo que lleva a consecuencias graves para su salud física y mental. El informe resumido lo pueden leer:
http://iom.nationalacademies.org/~/media/Files/Report%2
0Files/2015/Improving-
Diagnosis/DiagnosticError_ReportBrief.pdf

Y adicional se estima que la cantidad de reclamaciones sobre diagnósticos erróneos que provocan daños prevenibles, permanentes o la muerte llegan a los 160,000 cada año en EE.UU.

Datos finales del informe "Los errores en el diagnóstico son un significativo factor contribuyente a los daños para los pacientes que hasta ahora han recibido muy poca atención"

¿Cuál es el impacto de los mensajes de texto vía celular, para disminuir riesgo cardiovascular?. ALTISIMA. En una medición a 6 meses, investigadores australianos publicaron su experiencia en el *Journal of the American Medical Association* y encontraron que lograron bajar indicadores en la población expuesta a estos mensajes: LDL ("colesterol malo") de 84 a 79 mg/dl; tensión arterial sistólica de 136 mmHg a 128 mmHg; índice masa corporal de 30.3 a 29,0 kg/m2 y disminución   consumo de cigarrillo de 43% a 26%: http://jama.jamanetwork.com/article.aspx?articleid=2442937

Trabajo

Totalmente demostrada la asociación entre practicar meditación y resultados laborales positivos:
http://journals.plos.org/plosone/article?id=10.1371/journal.pone.0128287

Solo el 4% de la población mundial en el 2013 no tenía ningún problema de salud. Y el otro extremo es que 1/3 del mundo (aproximadamente 2.3 billones de personas), tienen más de 5 problemas. Informe emitido en *The Lancet:*
http://www.thelancet.com/journals/lancet/article/PIIS0140-6736(15)60692-4/abstract

El tomar cafeína en la noche, invierte totalmente el ritmo circadiano, el cual es ese reloj biológico que todos tenemos. Estudio bioquímico liderado por el equipo de sueño de la Universidad de Stanford y publicado en *Science Translational Medicine*:
http://stm.sciencemag.org/content/7/305/305ra146

Empleados felices son 12% más productivos. Trabajo realizado por tres economistas de la Universidad de Warwick, UK:
http://www2.warwick.ac.uk/fac/soc/economics/staff/eproto/workingpapers/happinessproductivity.pdf
La explicación se debe a que en estado de felicidad el cerebro logra nuevas sinapsis para resolver problemas y generar nuevas ideas asociadas al trabajo.

Investigación Colombiana publicada en la *Revista Colombiana de Psiquiatría:* Somnolencia diurna excesiva, mala calidad del sueño~ y bajo rendimiento académico en estudiantes de Medicina. La baja calidad del sueño determinada por baja eficiencia influye en un menor rendimiento académico al final del semestre de los estudiantes de Medicina: http://www.elsevier.es/es-revista-revista-colombiana-psiquiatria-379-articulo-somnolencia-diurna-excesiva-mala-calidad-90436790

En la revista *The Lancet,* publican un trabajo con este título: Long working hours and risk of coronary heart disease and stroke. La principal conclusión de los autores que desarrollaron el trabajo en EE.UU, Europa y Australia, es que trabajar intensamente más de 55 horas / semana, se asoció con un riesgo relativo de desarrollar enfermedad coronaria: 1.13 y Accidente cerebrovascular (ACV): 1.33. Es decir mayor fuerza de asociación hacia el ACV. La explicación no es del todo clara. Pero si la recomendación con esas EXCESIVAS jornadas laborales:
http://www.sciencedirect.com/science/article/pii/S0140673615602951

El dormir no puede ser visto como una actividad que interfiera con las actividades diarias, sino como UNA HERRAMIENTA que permite tener una vida saludable. Un artículo en revista médica *Sleep,* trae todo un raciocinio de lo que representa el dormir y el impacto que tiene. La más sencilla recomendación es dormir 6 horas/día:
http://www.journalsleep.org/ViewAbstract.aspx?pid=30153

www.ingramcontent.com/pod-product-compliance
Lightning Source LLC
Chambersburg PA
CBHW050352290526
45785CB00006B/2735